# MÉTHODE

POUR LE

# Traitement de la Tuberculose

## PAR L'ACIDE CINNAMIQUE

Par le D$^r$ Albert LANDERER

Professeur agrégé de Chirurgie
Chirurgien en chef de l'hôpital Karl-Olga, à Stuttgart
Médecin consultant de la maison de santé pour les tuberculeux
de Krachenbad, près Alpirsbach (Forêt-Noire)

*Traduit de l'allemand par E. GÉHIN*

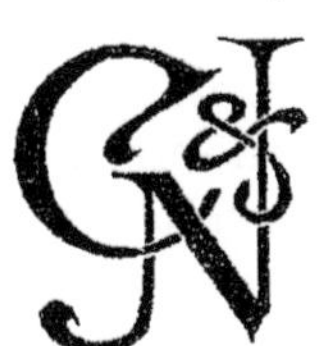

PARIS

Georges CARRÉ et C. NAUD, Éditeurs
3, rue racine 3,

1899

## AVANT-PROPOS

Le traitement de la tuberculose par l'acide cinnamique est une méthode définitivement arrêtée, et qui a fourni ses preuves. Elle repose sur 16 années d'études. Sa technique est fixée par l'expérimentation depuis 6 ans, et, depuis lors, elle n'a pas varié, — à part quelques modifications secondaires. C'est le seul mode de traitement de la tuberculose, où l'on ait vérifié d'une façon probante, par des observations, des expériences et des examens microscopiques nombreux, la marche de la guérison, dans le processus tuberculeux, aussi bien chez l'homme que chez l'animal. Cinq cents sujets environ ayant été traités sans accidents par cette méthode, on en peut conclure non seulement à son efficacité, vérifiée même dans des cas graves de plusieurs sortes, mais encore à son innocuité, pourvu que l'on se conforme aux prescriptions dans l'exécution du traitement. L'acide cinnamique et ses sels ne sont nullement des poisons. Leur efficacité réside dans la propriété qu'ils ont de renforcer le mécanisme naturel de résistance de l'organisme à la tuberculose et d'isoler les parties malades (v. p. 5).

Dans la communication qui va suivre, nous n'entrerons pas dans une étude approfondie du traitement par l'acide cinnamique; on y trouvera seulement un court résumé des notions strictement nécessaires pour comprendre le traitement. Ceux qui voudront se familiariser davantage avec lui, et en faire une étude plus approfondie, ceux surtout qui voudront soigner des cas avancés et fiévreux, devront absolument faire une étude sérieuse de l'exposition détaillée de la méthode,

en consultant notre ouvrage « Le Traitement de
la Tuberculose et la cicatrisation des processus tuberculeux » Paris 1899, J.-B. Baillière et fils, éditeurs.

Le traitement de la tuberculose n'est pas aussi
simple que beaucoup le pensent. Les conceptions fon-
damentales sont nouvelles, et la technique également.
C'est à la théorie de cette méthode qu'on doit donc
s'appliquer tout d'abord. Mais d'autre part, elle ne
présente pas tellement de difficultés, que le praticien ne
puisse aussi, — dans les cas qui ne sont pas trop avancés — l'appliquer avec la perspective d'un bon succès.
Ce qui est surtout indispensable, c'est l'exactitude
et la ponctualité. Mais, quoi qu'il en soit, c'est encore l'enseignement clinique direct qui convient le
mieux pour apprendre le traitement.

Professeur LANDERER.

# Traitement par l'acide cinnamique.
## Théorie et anatomie pathologique.

L'acide cinnamique et ses sels déterminent une leucocytose remarquable. Deux heures après l'injection intraveineuse d'une solution d'acide cinnamique, un accroissement des globules blancs commence à se produire (globules à noyaux multiples et globules éosinophiles); 8 heures après, il est de 2 à 2 fois et demie plus considérable et atteint alors son maximum, pour s'arrêter après 24 heures environ.

Tout autour du foyer tuberculeux se développe une inflammation aseptique, consistant dans une dilatation des vaisseaux sanguins, un apport plus considérable de leucocytes et une imbibition séreuse plus abondante. Dès la troisième semaine, apparaît, autour du foyer tuberculeux, un bourrelet de leucocytes qui, enkystant celui-ci, l'isole des parties voisines. En même temps qu'a lieu la formation de ce rempart de leucocytes, ces derniers commencent aussi à immigrer dans le tissu nécrosé du tubercule, puis de jeunes vaisseaux pénètrent en tous sens au milieu du foyer infecté. Les masses nécrosées sont résorbées. A la place des leucocytes, apparaît du jeune tissu conjonctif, à cellules fuselées et épithélioïdes (tissu à granulations); finalement, ce tissu se ratatine, et, à la place du tubercule, on ne trouve plus que du tissu conjonctif mince et filamenteux, tantôt disposé en couches concentriques, tantôt strié. En même temps que cet isolement et cette vascularisation des foyers tuberculeux étendus, on trouve de la pneumonie interstitielle ; tout d'abord les leucocytes traversent les cloisons alvéolaires, plus tard ces dernières s'épaississent en se recouvrant parfois d'un tissu conjonctif filamenteux et acquièrent jusqu'à trois fois leur épaisseur primitive.

Dans les cas peu avancés on arrive comme résultat à la résorption.

Chez l'homme, on trouve aussi, en dehors de la rétraction cicatricielle, des calcifications.

Les bacilles, sur lesquels le processus n'avait exercé qu'une légère influence dans les premiers mois, deviennent difficilement colorables, et finalement disparaissent complètement.

Ces différents processus : hyperhémie, leucocytose, isolement, vascularisation, peuvent être obtenus aussi par l'emploi de l'acide cinnamique, dans la tuberculose péritonéale et dans celle des ganglions lymphatiques. La leucocytose est obtenue également par des injections sous-cutanées et intravasculaires, mais à un degré beaucoup plus faible.

L'injection des sels de l'acide cinnamique n'occasionne ni appauvrissement des globules rouges, ni affaiblissement des reins.

Il ressort de là que les points les plus importants du traitement à l'acide cinnamique sont les suivants :

1° La production d'une leucocytose générale ;

2° Le développement systématique d'un processus inflammatoire aseptique autour du foyer tuberculeux, qui a pour résultats : la production du bourrelet de leucocytes autour du tubercule, la pénétration dans celui-ci, d'abord des leucocytes, ensuite du jeune tissu conjonctif et des jeunes vaisseaux ; un peu plus tard, l'enkystement conjonctif, la résorption des masses caséeuses, enfin la rétraction cicatricielle et aussi la pneumonie interstitielle.

Les effets histologiques que l'acide cinnamique provoque dans le processus tuberculeux, sont absolument les mêmes que ceux que l'on observe dans le processus de la guérison naturelle ; seulement, les effets provoqués par l'acide sont plus actifs et plus énergiques.

L'acide cinnamique n'a pas une action immunisante ; selon toute vraisemblance, il agit à la façon d'un (préservatif ou peut-être d'un antidote, les toxines des bacilles de la tuberculose formant avec les sels de l'acide cinnamique des combinaisons non toxiques.

## Technique de l'Injection.

On emploie des solutions de cinnamate de soude — Hétol — à 1 pour 100 et à 5 pour 100, dans l'eau ou dans une solution de sel marin à 0,7 pour 100. La solution doit être filtrée et être parfaitement claire et neutre, ou ne donner qu'une légère réaction alcaline. Il faut absolument rejeter les solutions acides. Il n'y a que l'hétol chimiquement pur, obtenu par synthèse, que l'on puisse employer.

On doit tous les jours, avant l'emploi, stériliser la solution pendant 5 minutes au bain-marie (sur lampe à alcool, à gaz, etc.) — (matras en verre coloré avec col large, dans lequel est enfoncé un tampon d'ouate).

Matériel : seringue de *Pravaz*, quelques canules fines, très effilées, quelques bains de Pétri, une lampe à alcool, à gaz ou à pétrole. En outre de l'alcool, de l'éther, une bande de caoutchouc élastique, de la ouate, des bandes de coton, du coton stérilisé ou au sublimé.

Comme seringue à injection, on choisit de préférence une seringue de Pravaz, que l'on puisse flamber ; elle ne doit pas servir à d'autres usages et doit être flambée avant l'emploi, ou tout au moins lavée à l'eau bouillante et ayant bouilli, ou à l'hétol en solution stérilisée. Il est bon de conserver les seringues dans de l'eau stérilisée ou dans une solution de sel marin, que l'on renouvelle avant l'emploi (grands bains de Pétri).

Les canules sont placées une demi-heure avant leur emploi dans l'alcool rectifié. Avant et après l'emploi, seringues et canules sont lavées avec une solution de sel marin à 0,7 pour 100. Les canules sont placées dans un bain de Pétri, et, après l'emploi, dans un bain vide.

Pour faire l'injection intraveineuse, on emploie une bande de taffetas gommé, qui ne sert qu'à cet usage, et que l'on nettoie fréquemment avec du savon ; elle est placée autour du bras, sans être fixée à demeure (à peu près comme pour les saignées).

La région du fléchisseur du coude (ou la région de la veine céphalique) est frottée avec de l'ouate trempée dans l'éther. Par ce moyen, les veines font encore mieux saillie.

On injecte dans les veines du fléchisseur du coude ou dans la veine céphalique. On tient la seringue, remplie avec de la solution d'hétol (éviter les bulles d'air), la partie antérieure entre l'index et le médius, le pouce sur le piston ; le creux de la main est tourné vers la gauche ; le petit doigt peut être appuyé sur le bras du patient. On place le bras sur un coussin cunéiforme recouvert d'une serviette propre (la base du coussin appuyée contre le corps du patient), le bras doit être fortement allongé et plutôt quelque peu tendu.

La seringue est maintenue parallèlement à l'axe longitudinal de la veine dans laquelle on veut faire l'injection ; on enfonce la canule dans la veine, sous un angle moindre et presque parallèlement à elle, et le liquide est évacué par pression du pouce. Si l'on est dans la veine, on sent que la seringue pénètre dans un espace libre et on évacue facilement son contenu qui disparaît aussitôt dans la circulation, sans laisser d'enflure. Sur la piqûre on place un morceau de gaze stérilisée ou au sublimé, que l'on fixe par quelques tours de bandage. On peut enlever le pansement une heure après. On enlève la bande élastique tout de suite. Si l'on croit ne pas être tombé sur la veine, on retire la canule et l'on fait une autre piqûre. L'injection intraveineuse est sans douleur ; parfois le malade se plaint d'une légère brûlure qui disparaît avec l'enlèvement de la bande élastique. Si l'on fait l'injection dans le tissu cellulaire sous-cutané, il se produit alors une légère enflure ; celle-ci reste peu de temps douloureuse, un emplâtre de Priessnitz suffit cependant pour écarter toute douleur.

L'injection n'a pas de suites immédiates fâcheuses. Il n'y a que sur quelques femmes nerveuses que j'ai pu observer parfois, le jour de l'injection, un certain malaise.

Dans les muscles fessiers, l'injection est conduite comme l'injection des sels de mercure ; on choisit de préférence les régions hautes et postérieures des fesses, qui sont au toucher le plus charnues ; évitez la région de l'ischion et des vaisseaux fessiers.

On frotte avec l'éther l'endroit de l'injection, et l'on recouvre ensuite d'un petit morceau d'emplâtre agglutinatif.

L'emploi de la seringue, de la dissolution, etc, est le même que dans les injections intraveineuses.

# TRAITEMENT

DE LA

## TUBERCULOSE DU POUMON

Les débutants ne doivent prendre en traitement que des cas de tuberculose sans complications, qui ne présentent ni fièvre (les exacerbations accidentelles au-dessus de 38° sont sans inconvénient) ni destructions essentielles.

Ce sont ces cas-là qui précisément sont aussi les seuls propres au traitement à domicile ou au traitement dans les maisons de santé privées, en dehors des sanatorium et des hôpitaux. Avant tout, on doit établir avec soin l'état des poumons, des crachats, le poids du corps, l'état des urines, et, plusieurs fois par jour, la marche de la température, autant que possible par le tracé d'un graphique.

Qu'on se souvienne constamment, au cours du traitement, que l'injection entretient dans le poumon un processus inflammatoire. Par suite les malades doivent rester en repos, au moins dans les premières semaines. Il n'y a que dans les cas très légers que l'on puisse autoriser la continuation du travail (pourvu qu'il ne soit pas fatigant).

## Posologie.

D'après les conditions suivant lesquelles s'opère le processus pathologique, on doit commencer par de faibles doses. Ce n'est que lorsque l'anneau de leuco-

cytes et de tissu conjonctif, qui doit produire l'enkystement du foyer tuberculeux, est formé (4 à 6 semaines),
que l'on peut se permettre des doses plus fortes. Si
l'on employait immédiatement des doses trop fortes,
on obtiendrait dans les masses nécrosées une irriga-
tion des sérosités si puissante, que des bacilles actifs
pourraient être entraînés dans la circulation (tuberculose miliaire).

Dans les cas de tuberculose pulmonaire sans complications et qui ne sont pas trop avancés, — où l'on
n'a ni fièvre (tout au plus un état sub-fébrile) ni destructions essentielles, et où l'état général est encore
passable, — on commence par opérer avec des injections intraveineuses à 1 milligramme = une division de
la seringue de Pravaz avec la solution à 1 pour 100 ; puis
on augmente chaque fois de 0,5 milligrammes (on peut
aller jusqu'à 1 milligramme). On fait les injections
tous les deux jours, ou encore trois fois par semaine.

La dose moyenne au-dessus de laquelle on ne s'é-
lève généralement pas est, chez l'homme, d'environ
15 à 20 milligrammes, chez la femme et la jeune fille
d'environ 10 à 15 milligrammes. On ne doit pas monter
au-dessus de 25 milligrammes d'hétol, à moins d'indi-
cations précises. Lorsqu'on est arrivé à 9 milligrammes
d'hétol, on passe alors de la solution à 1 pour 100 à
celle à 5 pour 100 (une division de la seringue = 5 milligrammes).

Dans le cours du processus d'une affection sans complications, un accroissement de température ne doit
pas survenir après l'injection à l'hétol ; s'il survient,
c'est que la dose était trop élevée (nécessité de la
courbe de température).

Surtout il ne doit survenir aucun accident particu-
lier. Les sueurs nocturnes diminuent souvent déjà
après la quatrième ou cinquième injection, et souvent,
vers cette époque, le malade acquiert le sentiment
subjectif de son amélioration. On peut de même con-
stater souvent l'augmentation de poids, dès la troisième
ou quatrième semaine. L'expectoration doit décroître
graduellement à partir de la cinquième ou sixième

semaine. Quand il n'y a pas présence de cavernes, le contenu bacillaire des crachats décroît ordinairement, de la quatrième à la sixième semaine. De temps en temps, dans l'intervalle de la quatrième à la sixième semaine, les crachats sont moins solubles; parfois survient une expectoration plus sèche et par suite souvent plus irritante. Un peu de codéine ou d'eau d'amandes amères et un emplâtre de Priessnitz produisent du soulagement.

Vers la même époque les ronchus pulmonaires deviennent plus secs et plus espacés.

Les matités diminuent et donnent à l'auscultation un son plus clair, mais elles ne disparaissent pas complètement, car, à la place des infiltrations vides d'air, se produisent des rétractions et des nodules cicatriciels également privés d'air.

Les ronchus disparaissent graduellement. Au lieu de la respiration bronchique, on entend souvent une respiration très faible et indécise.

Avec les progrès de la rétraction cicatricielle, surviennent souvent des tiraillements dans les parties malades (badigeonnage à la teinture d'iode). On doit maintenir le traitement jusqu'à ce que le contenu bacillaire des crachats et les bruits intrapulmonaires aient disparu depuis 4 semaines. Dans les cas qui ne sont pas trop avancés, on obtient la plupart du temps ce résultat vers la fin du troisième mois.

Dans le traitement à domicile, il faut compter une fois et demie à deux fois plus de temps, principalement avec les injections dans les muscles fessiers. Pour ces dernières, les doses sont à peu près les mêmes que dans les injections intraveineuses. On peut aussi sans inconvénient les prendre 1/3 ou 1/2 fois plus fortes que dans les injections intraveineuses. C'est ce que l'on fait même souvent.

Parmi les complications remarquables qui peuvent survenir, il ne faut pas perdre de vue la tendance à l'hémorragie pulmonaire. Après une forte hémoptysie, on doit attendre au moins 14 jours avant de reprendre le traitement, et encore les expectorations doivent-elles être depuis huit jours absolument exemptes de sang. Dans ces cas, on doit prendre la dose beaucoup moins élevée, et on ne doit l'augmenter que, tout au plus, chaque semaine, de 0,5 à 1 milligramme, et pendant 5 à 6 semaines, on ne doit pas dépasser 5 milligrammes. Cela est surtout important dans le cas où l'expectoration conserve d'une façon constante de légères traces de sang.

La présence de pleurésie — sèche ou avec exsudation — n'influence pas le traitement, tant que ne se manifestent pas de hautes températures (dépassant 38°,5).

Lors de l'apparition d'une fièvre aiguë (39°) — attaques pneumoniques, — on suspend l'injection jusqu'à ce que la température se soit abaissée et qu'elle se soit rapprochée de 38°.

Les cas caverneux, mais apyrétiques (max. 38°,2), peuvent également être traités à domicile. Ici il faut progresser très lentement, de 0,5 milligramme à 5 milligrammes en six semaines environ ; puis l'on va, mais en suivant une progression très lente, jusqu'à 10 ou 12 milligrammes. Nous ne recommandons pas ici d'aller plus loin. Le traitement comporte une durée d'au moins 6 mois.

Parmi les tuberculoses laryngées, les cas fibreux conviennent au traitement dans les établissements privés. — La posologie est en principe la même que dans la tuberculose pulmonaire ; si le poumon, comme cela est assez fréquent, n'est que légèrement atteint, et si l'état général est encore bon, on peut monter à des doses plus fortes, — 25 milligrammes. — On fait des insufflations locales d'hétocrésol, ou encore des badigeonnages à 10 pour 100 à l'éther ammoniaque au crésol, peu douloureux (cocaïne à peine nécessaire).

Les cas fiévreux de tuberculose laryngée réclament le traitement dans un sanatorium.

S'il est possible, les malades doivent, pendant le traitement à l'hétol, s'abstenir de tout travail et principalement dans les premières semaines garder le repos.

Les cas à infiltrations étendues, et où il y a des

destructions, ne peuvent être exceptionnellement traités dans les établissements privés que par des médecins expérimentés ; il est préférable de renvoyer ces cas, ainsi que les cas aigus de phtisie fiévreuse et de phtisie galopante, aux sanatoriums, où le traitement à l'hétol est pratiqué systématiquement.

Il serait bon que tous les sujets qui, au terme du traitement hospitalier ou privé, sont considérés comme guéris, fussent soumis encore une fois à un traitement prophylactique à l'hétol pendant six semaines, deux ou trois mois après la guérison.

Les affections tuberculeuses abdominales, quand l'état de prostration n'est pas trop avancé, sont un terrain très favorable pour l'application du traitement à l'acide cinnamique, aussi bien les inflammations abdominales que la tuberculose intestinale. Des accès de fièvre, même aigus, troublent ici beaucoup moins le pronostic que dans la tuberculose pulmonaire.

Une diète absolue et des astringents (tannin, tannates et produits analogues) sont indiqués dans les premières semaines. La posologie est la même que dans la tuberculose pulmonaire ; doses plutôt un peu plus fortes. La fièvre baisse lentement — souvent, en quelques semaines, la diarrhée et l'oppression diminuent, et les selles deviennent plus consistantes. Dans les stades avancés, il peut survenir de la sténose intestinale. L'enflure péritonéale peut déjà diminuer dès la troisième semaine.

La tuberculose des reins et de la vessie offre, mais seulement dans les stades les moins avancés, quelques chances de guérison. On doit employer des doses plutôt faibles ; si, avec des doses plus fortes, il se présente du sang dans les urines, on reconnaîtra que la dose était trop forte.

Le traitement doit être appliqué pendant très longtemps, pour le moins pendant une année, avec quelques pauses de 2 à 3 semaines. On doit maintenir l'urine acide, de préférence avec l'urotropine (1 à 2 grammes par jour). — Si besoin est, on pourra faire aussi des lavages vésicaux (1 à 5 pour 100 d'hétocrésol, dans une solution à 0,7 pour 100 de chlorure de sodium) (auparavant avoir soin de cocaïniser).

La tuberculose des organes génito-urinaires donne encore un bon pronostic, quand les organes internes, surtout les reins, ne sont pas encore attaqués et n'interviennent pas dans la maladie. Quand l'état des fonctions digestives est bon, la dose peut être assez forte, et l'on peut, d'injection en injection, l'augmenter de 1 milligramme, en s'arrêtant plus longtemps sur la dose de 20 à 25 milligrammes. Les fistules doivent être injectées à l'éther cinnamique au crésol iodoformé ou à l'éther cinnamique à l'iodocrésol.

Les abcès sont ouverts, raclés et tamponnés avec de l'hétocrésol sur du coton. La durée du traitement est d'au moins six mois.

La tuberculose des ganglions lymphatiques est un champ très favorable pour le traitement à l'hétol. Les doses pour les injections intraveineuses sont, chez les enfants de 6 à 12 ans, la moitié de celles des adultes ; au delà de 12 ans, les deux tiers où les trois quarts environ. Le plus souvent, chez les petits enfants, on ne peut faire les injections que dans les fesses ; ici la dose est le quart ou la moitié de celles des adultes. La dose chez les adultes ne doit pas être trop faible — donc 8 milligrammes et 12 tout au plus, pour les injections intraveineuses. Lorsque les glandes présentent un ramollissement central, on n'emploie plus les injections intraveineuses, on peut alors injecter directement les glandes, — en produisant ainsi une action plus efficace, mais aussi une douleur de courte durée, avec l'éther cinnamique au crésol iodoformé (0,2 à 1 centimètre cube) —, ou bien les ouvrir, les racler, et les tamponner avec du coton saupoudré d'hétocrésol ; ils guérissent ensuite rapidement sans fistule, en quelques semaines. On asperge toujours les abcès et les fistules avec de l'éther cinnamique au crésol (emploi d'un petit spray), et on les bassine avec le même liquide. Les granulomes modifient rapidement leurs caractères et guérissent, souvent sans intervention.

Parmi les tuberculoses chirurgicales, ce sont celles qui n'ont pas suppuré qui conviennent le mieux au traitement privé. S'il s'agit seulement d'une formation de granulômes, sans suppuration, on applique sur les articulations malades un appareil de bandage contentif, extensif ou distractif. Dans la méthode ordinaire, on commence par les injections intraveineuses à l'hétol. Si l'on a pu laisser les articulations libres, on fait alors des injections locales d'hétol, en alternant avec les premières (dose : 5 à 25 milligrammes, solution à 5 pour 100, 1 à 5, division de la seringue). Les abcès tuberculeux sont ponctionnés, et on les vide par aspiration. S'ils se remplissent de nouveau, on les injecte avec un mélange de 1 d'hétocrésol, 1 d'iodoforme, 8 de chlorure de sodium en solution physiologique (0,7 pour 100); la dose ne doit pas dépasser 20 centimètres cubes.

Si, dans l'espace de 6 à 8 semaines, il ne s'est pas produit d'amélioration par le repos, les injections intraveineuses et les injections locales à l'hétol, si les abcès n'ont pas percé, si la suppuration n'a pas diminué, une intervention opératoire se trouve alors indiquée. Le principal est ici de mettre largement à nu les parties malades, à l'aide de longues incisions, de les tamponner avec du coton iodoformé à l'hétol (même matériel opératoire que dans le traitement des plaies ordinaires).

Si le granulôme est en bonne voie de guérison, il suffit de saupoudrer légèrement avec de l'hétocrésol. Quand on emploie extérieurement beaucoup d'hétocrésol, il est bon de suspendre les injections intraveineuses.

Les surfaces à lupus et à éruptions scrofuleuses sont soigneusement raclées et frictionnées à l'hétocrésol, et ensuite bassinées avec une solution à 10 pour 100 d'éther cinnamique au crésol, — une goutte environ dans chaque nodule.

# Statistique du traitement
## de la tuberculose par l'acide cinnamique.

L'expérimentation de la méthode comporte un ensemble d'affections, prises absolument au hasard, parmi lesquelles on a recueilli jusqu'aux cas les plus graves. Tenons-nous-en d'abord aux cas de tuberculose pulmonaire, qui, de 1890 à 1894, ont été traités, presque sans exception à domicile, et ne peuvent pas donner, à cause des changements de résidence, une statistique utile avec l'estimation du pourcentage. Ce qu'on peut dire seulement, c'est qu'un grand nombre de cas fiévreux, même très graves, ont été guéris depuis 6 ou 7 ans, et que les malades ont pu reprendre leur travail. A côté de ces cas, il y en a dont le pronostic, d'autre part, était regardé comme absolument défavorable.

Le travail de statistique suivant est fourni par les affections dont l'histoire est exposée dans l'ouvrage intitulé : « Le traitement de la tuberculose et la cicatrisation des processus tuberculeux », 1899, Paris, J.-B. Baillière et fils. Les cas anciens datent de deux ans et demi comme fin du traitement et les cas récents de huit mois seulement.

Le groupe I comprend 40 cas — : modifications pulmonaires sans fièvre, et médiocrement évoluées ; fonctions digestives ne présentant qu'une faible diminution. Chez les malades de ce groupe, les modifications pulmonaires ont présenté les caractères suivants : on a trouvé 1 sommet atteint, 9 fois ; 2 sommets, 6 fois ; 1 lobe, 9 fois ; 1 lobe et 1 sommet, 11 fois ; 2 lobes, 4 fois ; 2 lobes et 1 sommet, 1 fois : ce ne sont donc pas des cas absolument légers. 34 de ces cas sont guéris, ce qui fait 85 pour 100 ; 2 présentent de l'amélioration (traitement de courte durée), ce qui fait 5 pour 100 ; donc, bons succès : 36 = 90 pour 100. Cas où il est survenu tout d'abord de l'amélioration, avec rechute ultérieure : 2 = 5 pour 150 (traitement

pendant 50 et 90 jours, 2 lobes et 1 pointe atteints) ;
décès : 2 = 5 pour 100, l'un, occasionné par la tuberculose, un an plus tard, l'autre, survenu au bout de
quelques jours, par péritonite perforante (était-ce de
la tuberculose ?). Donc, mauvais résultats : 10 pour
100. — Dans ce groupe, la durée du traitement a com-
porté 77,9 jours.

Le groupe II comprend 29 cas : transformations
pulmonaires avancées, en partie, des cavernes, fonctions digestives fortement réduites ; mais pas de fièvre.
Un lobe était atteint 2 fois ; 1 lobe, 1 pointe, 3 fois ;
2 lobes, 13 fois ; 2 lobes, 1 pointe, 2 fois ; 3 lobes,
5 fois ; 4 lobes, 5 fois. Les symptômes caverneux se
sont présentés 19 fois ; chez un malade on a trouvé
deux cavernes. Sur ces 29 cas, 13 ont été suivis de
guérison (44 pour 100) ; 12 d'une amélioration des
cavernes, devenues « *sèches* » ; et d'une diminution
de tous les autres symptômes (41 pour 100). En résumé 86,3 pour 100 de bons succès. Décès, 3 = 10
pour 100 ; aucune amélioration : 1 cas = 3,4 pour 100.
Résultats défavorables, 13,6 pour 100. Dans 9 des
19 cas à cavernes, les symptômes caverneux ont disparu ; dans 8 cas, les cavernes sont devenues « sèches » ;
dans 2 cas, elles n'ont subi aucune modification. La
durée moyenne du traitement a été de 112 jours.

Le groupe III comprend 24 cas : modifications pulmonaires avancées, fièvre persistante, affaiblissement
général. Parmi ces cas, 9 guérisons = 37,5 pour 100 ;
7 améliorations = 29,2 pour 100 ; décès pendant le
traitement, 3 ; après le traitement, 4 décès signalés.
En résumé, 7 décès = 29,1 pour 100. Une amélioration = 4,1 pour 100. Succès : 66,7 pour 100 ; insuccès : 33,3 pour 100.

Dans le groupe III, on a trouvé 1 lobe atteint,
1 fois ; 1 lobe, 1 pointe, 1 fois ; 2 lobes, 9 fois ; 2 lobes, 1 pointe, 2 fois ; 3 lobes, 7 fois ; 4 lobes, 4 fois.
Parmi ces cas fiévreux avancés, se trouvaient 19 cas à
cavernes. Dans 2 de ces derniers, les symptômes caverneux ont fini par disparaître ; dans 3 autres, les
cavernes sont devenues « *sèches* » ; enfin dans les 24

derniers, aucune modification n'a eu lieu. La durée du traitement a été en moyenne de 115 jours.

Si nous réunissons les 38 cas caverneux, observés dans les groupes II et III (cas avancés, fiévreux et non fiévreux), nous trouvons ainsi que 11 fois (28,9 pour 100), les symptômes caverneux ont disparu ; que 11 fois, les cavernes sont devenues « sèches » (28,9 pour 100). En résumé, 57 pour 100 de succès favorables. 16 fois = 42,2 pour 100, on n'a pu obtenir de résultats satisfaisants.

Le groupe IV comprend 17 sujets avec phtisie galopante : fièvre aiguë, collapsus à évolution rapide. La plupart étaient de jeunes sujets. Tous d'un pronostic des plus mauvais. De ces cas, un a été suivi de guérison = 6 pour 100, 5 ont été suivis d'amélioration = 30 pour 100 ; en résumé, encore 36 pour 100 de bons résultats. Aucune amélioration et décès : 11 cas = 64 pour 100.

Si l'on réunit ensemble ces 110 cas de tuberculose pulmonaire, sans distinction de groupe, en y faisant rentrer même les cas graves, qui ne présentaient pas de chances de succès, on trouve que de ce nombre, 57 ont été suivis de guérison = 51,8 pour 100 ; 26 = 23,6 pour 100 d'amélioration (cas ordinairement caverneux, où les cavernes sont devenues « *sèches* »). En résumé, on a donc 74,4 pour 100 de bons résultats. 5 cas n'ont pu être améliorés = 4,5 pour 100 ; 22 ont été suivis de mort = 22 pour 100. Total : 24,5 pour 100 de mauvais résultats.

Si nous laissons de côté le groupe IV (phtisie galopante), nous trouvons que les groupes II et III (cas fiévreux et apyrétiques avancés de tuberculose pulmonaire, où le pronostic était presque sans exception mauvais), fournissent encore comme résultats les nombres suivants : sur 39 malades, 22 cas de guérison = 41,5 pour 100 ; 19 améliorations = 34,7 pour 100 ; on trouve donc encore dans ces cas défavorables, 76,2 pour 100 de bons succès, avec 23,8 pour 100 d'insuccès.

De ces cas, il y en a à peine 40 pour 100 pour les-

quels on puisse parler de l'efficacité des facteurs curatifs d'un sanatorium (air purifié, *cure de graisse*,
etc.). Presque 25 pour 100 de ces cas ont été traités à
domicile.

Si, à ces cas, nous en rattachions encore 48 autres,
qui ont été traités jusque vers la fin de mars 1899, et
dont le traitement a donné, à cette date, des résultats
définitifs, on devrait ajouter au groupe I, 10 cas avec
10 guérisons, ce qui ferait au total 50 cas, dont 44
guérisons = 88 pour 100, et 2 améliorations = 4 pour
100 ; en tout, 92 pour 100 de bons résultats, avec 8
pour 100 d'insuccès. — Au groupe II viendraient
s'ajouter 21 cas avec 17 guérisons et 4 améliorations ;
ce qui ferait en résumé avec les 29 précédents, 50 cas,
dont 30 guérisons = 60 pour 100, 16 améliorations
= 32 pour 100 ; en résumé 92 pour 100 de succès,
avec 3 cas de mort = 6 pour 100, et un cas sans amélioration = 4 pour 100.

Au groupe III viendraient s'ajouter 16 cas nouveaux, avec 1 décès, 5 améliorations, 2 cas sans améliorations, 8 guérisons ; en tout, avec les précédents,
40 cas, dont 17 guérisons = 42,5 pour 100 ; 12 améliorations = 30 pour 100 ; donc 72,5 pour 100 de
bons succès ; 8 cas de mort = 20 pour 100 ; 3 cas
sans amélioration = 7,5 pour 100.

Au groupe IV ne viendrait seulement se rattacher
qu'un cas, qui a été suivi d'amélioration.

Cela donnerait le résumé suivant : sur 158 cas —
sans distinction de groupes — 88 guérisons = 55,7
pour 100 ; 35 améliorations = 22,1 pour 100, en résumé 77,8 pour 100 de bons succès, contre 22,2 pour
100 d'insuccès.

Sur huit tuberculoses laryngées, 5 sont guéries, 2
ont été suivies d'amélioration, 1 cas a été suivi de
mort (fièvre aiguë). Dans le groupe IV rentraient également plusieurs cas de tuberculose laryngée. Tout ce
qu'on peut dire, c'est que les cas apyrétiques donnent
un pronostic favorable, tandis que les cas fiévreux,
qui sont arrivés aux derniers stades du processus tuberculeux, en donnent un mauvais.

Parmi les cas de tuberculose intestinale et péritonéale, 20 sont venus en traitement, dont 16 = 80 pour 100 ont été guéris ; dans un cas, on a obtenu une amélioration = 5 pour 100 ; les rechutes ultérieures sont en faible proportion : 1 = 5 pour 100 ; décès : 2 = 10 pour 100 (tous les deux à la suite de méningite tuberculeuse).

Un cas de mal d'Addison a été suivi d'une grande amélioration, le malade a quitté le traitement après 140 jours, mais il est mort dans la suite.

Parmi les tuberculoses de l'appareil urinaire, on a constaté 2 morts (dont l'une après 3 ans d'un état passable) et 3 améliorations. Sur trois cas de tuberculose de l'appareil génital de l'homme, 2 guérisons, 1 amélioration.

Dans la tuberculose osseuse et articulaire, l'emploi de l'iodoforme se trouverait avantageusement contrebalancé par l'action de l'acide cinnamique qui a cet avantage de redonner aux articulations, même lorsqu'elles sont déjà en état de suppuration, une très grande mobilité. Sur 16 coxalgies, dont 6 purulentes, 10 ont été guéries sans fistule, trois cas ont été suivis d'amélioration (deux ont été soignés très peu de temps), l'autre a été beaucoup amélioré par l'établissement d'une petite fistule, qui n'a que très peu suppuré). Sur 19 arthrites du genou (dont 9 purulentes), 15 guérisons, 2 améliorations, 2 morts (l'une par méningite tuberculeuse, l'autre par dégénérescence amyloïde). Sur 9 tuberculoses de l'articulation du pied (dont 5 purulentes), 7 guérisons, 2 amputations (l'une, chez un homme de 60 ans ; dans ces deux derniers cas, il y avait aussi de la tuberculose pulmonaire : le premier a guéri). Sur 9 tuberculoses de l'humérus et du coude, 8 guérisons, 1 amélioration. 6 tuberculoses du poignet (dont 4 purulentes) ont guéri ; 3 cas de spina ventosa ont été guéris. De 6 spondylites, 3 étaient purulentes, 3 ont été suivies de guérison, 3 d'amélioration. Sur 13 autres tuberculoses chirurgicales, on a obtenu 12 guérisons et une amélioration. En résumé 82,1 pour 100 de guérisons, 12,8 pour 100 d'améliorations,

2,5 pour 100 d'amputations, 2,5 pour 100 de décès.

Sur 7 tuberculoses multiples (grand nombre de foyers tuberculeux externes et internes et fièvre en partie), 1 guérison, 2 améliorations, 1 cas sans amélioration (dégénérescence amyloïde), 3 décès. Sur 18 tuberculoses des ganglions lymphatiques, fistuleuses et déjà opérées un grand nombre de fois, 17 guérisons (2 légères récidives, également guéries), 1 amélioration (homme de 62 ans avec athérome chronique et dégénérescence myocardienne).

Dans la tuberculose de l'encéphale et des méninges, on n'a jamais pu obtenir de bons résultats.

Depuis 1 an et demi, on emploie exclusivement les préparations d'acide cinnamique obtenues par synthèse par Kalle et Cⁱᵉ, usine à Biebrich-sur-le-Rhin.

---

www.ingramcontent.com/pod-product-compliance
Ingram Content Group UK Ltd.
Pitfield, Milton Keynes, MK11 3LW, UK
UKHW020117100726
13658UKWH00005B/2224